Jaime De Miguel Jiménez
María Isabel González Sánchez
Laura Gandía García

Aproximación a la ingesta de cáusticos en un servicio de Urgencias

Jaime De Miguel Jiménez
María Isabel González Sánchez
Laura Gandía García

Aproximación a la ingesta de cáusticos en un servicio de Urgencias

Abordaje del paciente intoxicado

PUBLICIA

Imprint
Any brand names and product names mentioned in this book are subject to trademark, brand or patent protection and are trademarks or registered trademarks of their respective holders. The use of brand names, product names, common names, trade names, product descriptions etc. even without a particular marking in this work is in no way to be construed to mean that such names may be regarded as unrestricted in respect of trademark and brand protection legislation and could thus be used by anyone.

Cover image: www.ingimage.com

Publisher:
PUBLICIA
is a trademark of
Dodo Books Indian Ocean Ltd., member of the OmniScriptum S.R.L Publishing group
str. A.Russo 15, of. 61, Chisinau-2068, Republic of Moldova Europe
Printed at: see last page
ISBN: 978-3-639-55496-0

Aproximación a los pacientes con ingesta de cáusticos en un servicio de Urgencias

Jaime de Miguel Jiménez

Laura Gandía García

María Isabel González Sánchez

Aproximación a los pacientes con ingesta de cáusticos en un servicio de Urgencias

Jaime de Miguel Jiménez

Laura Gandía García

María Isabel González Sánchez

RESUMEN

La ingesta de cáusticos sigue siendo un motivo de consulta relativamente frecuente en los servicios de urgencias de nuestro país. Se trata de una patología potencialmente mortal y que debe ser tratada acorde al riesgo que entraña. Puede deberse tanto la ingesta de ácidos como de bases, teniendo cada tipo sus peculiaridades en cuanto a la clínica y las lesiones que provocan.

La causa accidental es la más frecuente entre la población infantil mientras que en la población adulta predomina la ingesta como intento de autolisis. En los países subdesarrollados predomina la ingesta de ácidos mientras que en el primer mundo son más frecuentes las ingestas de productos básicos.

Se debe monitorizar a todos los pacientes y decidir cuáles de ellos precisarán de estudio o pruebas complementarias, siendo especialmente graves las ingestas masivas y con productos con pH extremo. La principal complicación es la perforación de víscera hueca.

Los casos leves pueden ser dados de alta desde urgencias sin precisar ingreso ni seguimiento posterior, mientras que los casos moderados o graves precisará el ingreso y tendrán un elevado riesgo de presentar complicaciones a lo largo del tiempo. El tratamiento de los casos graves se basa en medidas de soporte y vigilancia de complicaciones.

Estos pacientes precisarán seguimiento periódico posterior por el riesgo de padecer complicaciones como la estenosis o la aparición de lesiones malignas.

ABSTRACT

One of the most frequent reason of emergency medical visits is nowadays caustic ingestion. It is a life-threatening pathology and it should be treated due to the risk it represents. It can be caused by both the intake of acids or bases, having each type their owns injuries and symptoms.

The accidental intake is the most recurrent between pediatric population. On the other hand, adults use them as a method of autolysis. In underdeveloped countries dominate acids intake while in the first world the intake of basic products is more frequent.

All patients should be monitored and it should be decided which of them will require a study or complementary tests. Massive ingestions and products with extreme pH are especially serious. The main complication is hollow viscus perforation.

Mild cases can be discharged from the emergency room without requiring admission or subsequent follow-up, while moderate or severe cases will require admission and will have a high risk of presenting complications over time. Treatment of severe cases is based on support measures and monitoring of complications.

These patients will require subsequent periodic follow-up due to the risk of complications such as stenosis or the appearance of malignant lesions.

ÍNDICE GENERAL

CONTENIDO

INTRODUCCIÓN

La ingestión de sustancias corrosivas sigue siendo a día de hoy un importante problema de salud en los países occidentales a pesar de los esfuerzos que se han hecho a nivel de educación y prevención. Si revisamos la situación en países en vías de desarrollo vemos que estas lesiones aún se encuentran en aumento en muy probable relación con la mejor educación y la falta de medidas preventivas en el manejo de estas sustancias. (1).

Si echamos un vistazo a la epidemiología se aprecia que hasta el 80% de los casos de ingesta de estas sustancias los encontramos en la población infantiles y se trata en la mayoría de los casos de eventos accidentales. Por el contrario, en la población adulta predomina los intentos de autolisis sobre las ingestas accidentales. Las ingestas voluntarias son por lo general más graves y están relacionadas antecedentes psiquiátricos.(1) (2) (3)

Podemos diferenciar las sustancias corrosivas en dos grupos, por un lado encontramos las sustancias alcalinas (Bases) que se ven con más frecuencia en los países occidentales y por otro las sustancias ácidas que tiene una mayor prevalencia en países en vías de Desarrollo.(3) (1). Las lesiones aparecen con más frecuencia cuando el caustico ingerido tiene un pH cercanos a los extremos, por debajo de 2 para ácidos y por encima de 12 para bases. (2)

Estas sustancias tienen diferente mecanismo lesivo cuando entran en contacto con los ejidos, lo ácidos causan necrosis y coagulación de la zona con formación de una escara que puede evitar o prevenir la formación de lesiona más profundas y/o perforaciones sobre todo a nivel esofágico, por otro lado, las sustancias alcalinas se combinan con las diferentes proteínas produciendo necrosis y saponificación de las grasas lo que favorece la aparición de lesiones más profundas. La bases fuertes también producen coagulación de los vasos de pequeño calibre impidiendo un flujo sanguíneo adecuado en el tejido dañado(1) (4) (5) (3). Como consecuencia de estas características normalmente las bases producen una afectación más severa que la ingesta de ácidos, además estas se neutralizan al entrar en contacto con el contenido ácido del estómago por lo que las bases normalmente generan más daño a nivel del esófago mientras que los ácidos producen más daño a nivel del estómago ya que éstos no se neutralizan con los fluidos gástricos. No obstante, se ha visto que la ingesta de ácidos fuertes se relaciona con más frecuencia con complicaciones sistémicas potencialmente mortales como la corporación vascular diseminada fallo renal o disfunción hepática. (1) otros estudios no reportan diferencias entre ingesta de ácidos y bases. (2)

Las quemaduras químicas que producen estas sustancias se clasifican de una manera similar a las quemaduras en la piel, diferenciándose entre primer, segundo y tercer grado. La zona más más frecuentemente afectada es el esófago, posteriormente la cavidad oral y en tercera posición la laringe. El tipo de quemadura más frecuente es la de primer grado. (2)

En cuanto a la edad de presentación encontramos una curva bifásica, por un lado, encontramos a población infantil de menos de 5 años y adultos a partir de 18 años. en la población infantil predominan l las ingestas accidentales de estos productos mientras que en la edad adulta predomina la ingesta como intento autolítico pasando la ingesta accidental a un segundo plano. (2)

La forma de presentación de las lesiones secundarias a la ingesta de estas sustancias depende de varios factores, la mayoría de los estudios concuerdan en que depende principalmente del tipo de sustancia, concentración, forma física y tiempo de contacto con la mucosa. las sustancias sólidas se pueden adherir a las mucosas de la boca o del esófago evitando ser tragadas y haciendo más lesivas a dicho nivel la presentación es líquida se tragan fácilmente acumulándose a nivel del estómago o duodeno provocando lesiones más severas a dicho nivel. en cuanto a síntomas el estridor es el signo que más se relaciona con la afectación de la laringe y de la vía aérea, la disfagia y el dolor retroesternal se relacionan con lesiones a nivel del esófago mientras que el dolor epigástrico y la hemorragia orientan hacia una lesión de estómago o segmentos inferiores. No obstante la relación entre síntomas y la gravedad de las lesiones Es incierta y en muchas ocasiones no existe una correlación directa.(1)

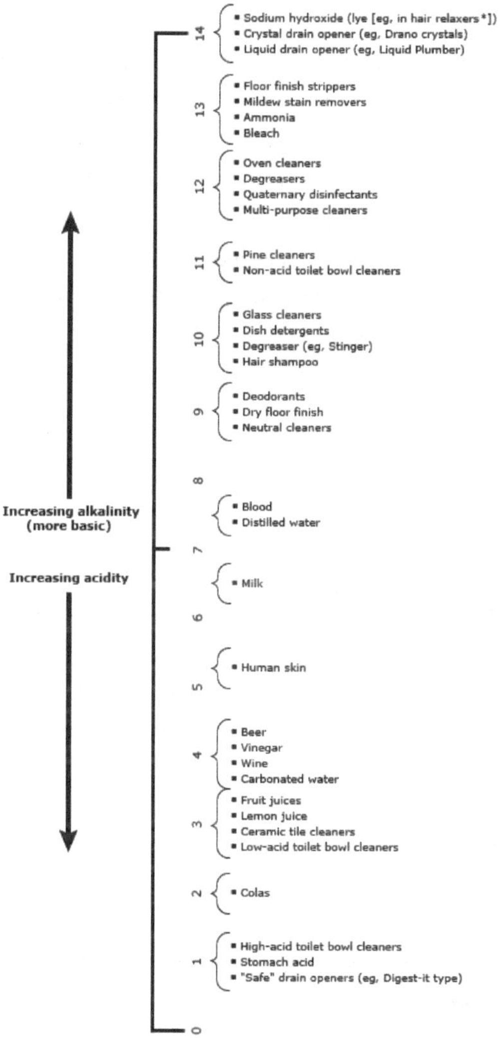

Ilustración 1. Escala pH UpToDate

Esta disparidad entre la clínica y la gravedad hace imprescindible una adecuada valoración para poder estadiar al paciente y decidir la mejor actitud terapéutica.

La endoscopia es considerada por la mayoría de los autores como el gold standard Para clasificar la gravedad de las lesiones producidas por ingesta de cáusticos, recomendándose su realización en las primeras 12-48 horas. Se trata de un procedimiento que requiere una adecuada preparación y sedación y que no está exento de riesgos, siendo la perforación esofágica o gástrica el más importante. La endoscopia está contraindicada si existe sospecha clara de perforación o lesiones glóticas.(1) (2) (5) (4) (6).La radiología tradicional es también un elemento importante para descartar complicaciones como la perforación de víscera hueca, pudiendo evidenciarse neumomediastino o neumoperitoneo secundario dicha perforación. En caso de precisar contraste prefieren aquellos solubles en agua.

Los ultrasonidos se pueden asociar al manejo endoscópico para un mejor estudiante de las lesiones pudiéndose evidenciar la destrucción de la capa muscular.

La tomografía axial computarizada ofrece, según algunos autores, una evaluación más detallada que la endoscopia temprana sobre el daño transmural del esófago y del estómago, así como de la extensión de la necrosis. Ofrece una mayor efectividad a la hora de diagnosticar una posible perforación y ha sido propuesto como predictor de la estenosis esofágica. Impresiona de ser un factor fundamental en el diagnóstico y tratamiento futuro de la ingesta de cáusticos.

Clasificación:

Las lesiones producidas por estas sustancias las podemos clasificar en 3 grupos según la profundidad de la lesión:

- Primer grado: son las lesiones que solo afectan a la mucosa y se caracterizan por la presencia de edema eritema y hemorragia leve. no producen cicatriz.
- Segundo grado: son las lesiones que se caracterizan por afectación de la mucosa y de la submucosa produciendo heridas más profundas e incluso la formación de vesículas. pueden acabar produciendo cicatrices y estenosis.
- Tercer grado: se caracterizan por afectación profunda tras mural y por provocar una tonalidad negruzca de la zona afectada. (uptodate adultos).

Existe otra clasificación en función de la severidad de las lesiones:

- Bajo riesgo: Según clasificación endoscópica las lesiones grado 1 o 2A. Según clasificación por tomografía las lesiones grado 1.
- Alto riesgo: Según clasificación endoscópica las lesiones grado 2B o 3. Según clasificación por tomografía las lesiones grado 2 o 3.

Complicaciones

Las complicaciones más frecuentes se describen a continuación

- Sangrado: La hemorragia digestiva alta ocurre en aproximadamente el 3% de los pacientes y suele ocurrir entre la segunda y cuarta semana tras la ingesta.
- Fistulización: ocurre con mayor frecuencia tras la ingesta masiva de cáusticos, las fístulas entre esófago y tráquea aparecen aproximadamente en el 3% de los pacientes.
- Estenosis: estenosis es la complicación más frecuente, puede afectar hasta 1/3 de los pacientes, sobre todo aquellos con quemaduras de segundo y tercer grado. Normalmente aparecen entre 2 o 3 semanas después de la ingesta hasta varios años más tarde. El signo técnico más

frecuente de la estenosis esofágica es la disfagia. La clínica más frecuente producida por las estenosis gástricas y duodenales es la sensación de llenado postprandial, así como los vómitos posteriores a la ingesta de alimentos.

- Cáncer de células escamosas: algunos estudios reflejan que hasta el 30% de los pacientes con ingesta de cáusticos desarrollarán cáncer de esófago en algún momento de su vida. No obstante, parece que las neoplasias secundarias a la ingesta de cáusticos tienen mejor pronóstico que las debidas a otras causas, probablemente por la mayor sospecha clínica y un diagnóstico precoz.

Evaluación inicial.

El objetivo fundamental es diferenciar aquellos pacientes con lesiones leves de aquellos presentan lesiones de una mayor gravedad o que precisan de actuación quirúrgica o endoscópica urgente.

Indispensable una historia clínica adecuada en la que se recojan el tipo de cáustico, el momento de la ingesta, la cantidad del mismo y las medidas llevadas a cabo hasta ese momento. Se debe realizar una exploración completa buscando lesiones a nivel de la faringe, así como síntomas derivados de la afectación de la vía aérea. Se deben buscar signos que indiquen la presencia de complicación, principalmente la de perforación de víscera hueca, por lo que debemos buscar signos como la presencia de irritación peritoneal o enfisema subcutáneo.

Entre los datos analíticos destaca la necesidad de un hemograma enzimas hepáticas y función renal. también puede ser necesario un análisis toxicológico de sangre u orina dependiendo del paciente ante el que nos encontremos. No obstante, no existe un parámetro específico para valorar la gravedad de la ingesta.

Entre las pruebas de imagen qué podemos precisar en urgencias, destacan la radiografía simple de tórax y la tomografía computarizada de tórax y abdomen. Son útiles sobre todo para valorar la presencia de complicaciones (sobre todo perforación), y en el caso de la tomografía, también es válida para valorar la profundidad y gravedad de las lesiones de la pared del tubo digestivo. En la clasificación por tomografía distinguimos 3 grados.

- Grado 1: Sin alteraciones en la tomografía. Se puede correlacionar con lesiones de grado 0-2 según la clasificación endoscópica.
- Grado 2: Edema de pared, se correlaciona con lesiones moderadas-graves según la clasificación endoscópica.
- Grado 3: Necrosis transmural, se correlaciona con lesiones de nivel 3 según endoscopia.

Los pacientes asintomáticos y con historia de ingesta mínima de cáusticos pueden ser dados de alta desde urgencias sin precisar ningún seguimiento ni tratamiento específico. Los pacientes sintomáticos y con quemaduras en la cavidad oral precisaran demás estudios complementarios para un correcto está viaje y de un posible ingreso hospitalario, así como posterior seguimiento según gravedad y complicaciones.

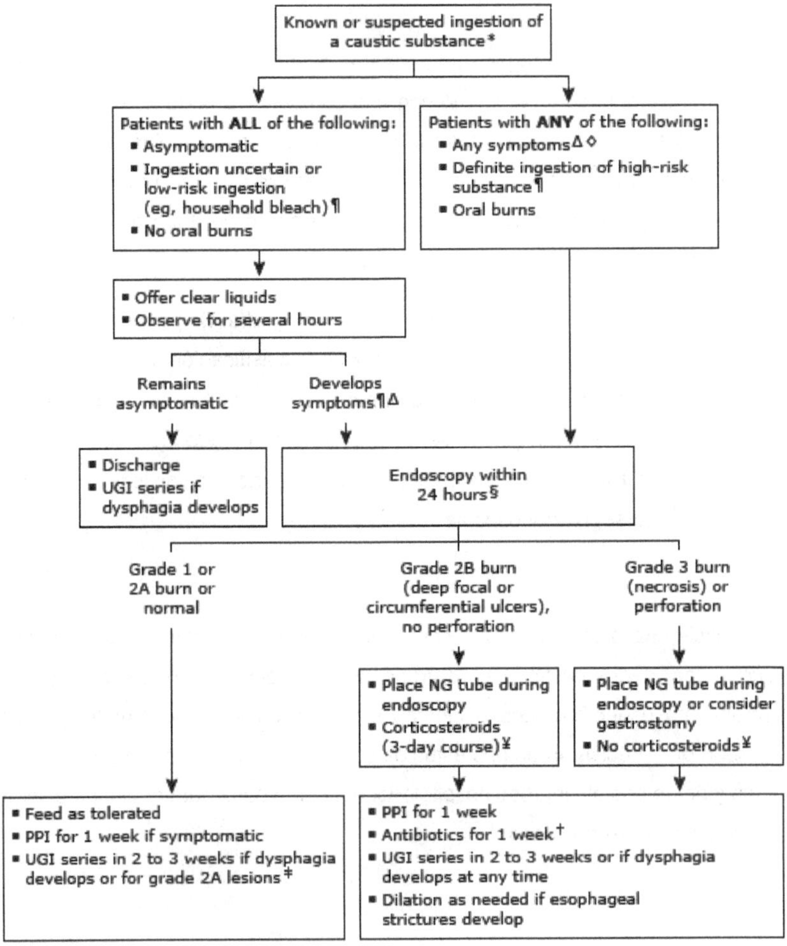

Ilustración 2

Tratamiento.

El tratamiento se basa en un primer lugar en medidas de soporte para aquellos pacientes que la necesiten. Debe evitarse el vómito el uso de antídotos por riesgo de empeorar las lesiones ya existentes. el uso de antibióticos de amplio espectro está recomendado en pacientes graves y con sospecha de perforación. Los sumarios de evidencia no recomiendan la utilización de eméticos, neutralizantes y corticoides. La cirugía de urgencia se reserva para aquellos pacientes inestables o con sospecha/confirmación de perforación de víscera hueca.

La endoscopia digestiva alta, acompañada o no de ultrasonido, forma parte de la valoración inicial de los pacientes con ingesta de cáusticos y se recomienda su realización de manera precoz en las primeras 12-48 horas.

Grado 0: Endoscopia normal.

Grado 1: Edema y eritema a nivel de la mucosa (Imagen D).

Grado 2A: Úlcera superficial con sangrado y exudado (Imagen A).

Grado 2B: Úlcera profunda o circunferencial profunda (Imagen B).

Grado 3A: Necrosis focal con diversas úlceras asociadas.

Grado 3 B: Necrosis extensa (Imagen C).

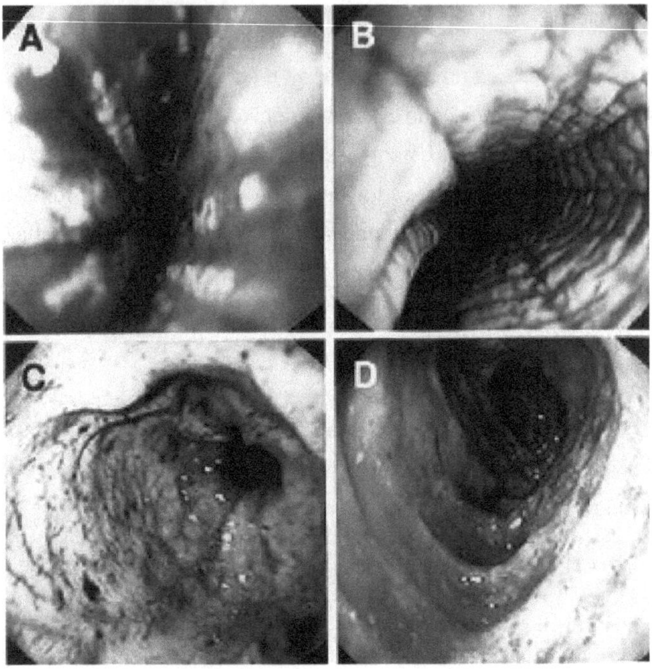

Ilustración 3

Los pacientes con lesiones de bajo riesgo (TC 1 o endoscopia >2A) precisarán medidas de soporte y analgesia, se puede iniciar dieta líquida en un primer momento pasando a dieta sólida a partir de las primeras 48 horas. a pesar de considerarse lecciones de bajo existe posibilidad de complicaciones por lo que deben seguir el seguimiento pertinente, así como el despistaje por endoscopia de cáncer esofágico.

Los pacientes con lesiones de riesgo moderado o alto (TC 1-2 o Endoscopia > 2B) requieren ingreso hospitalario y observación para descartar la presencia de complicaciones, los sumarios de evidencia recomiendan ingreso de una semana. si el paciente no es capaz de tragar se iniciará nutrición parenteral, cuando sea capaz de tragar saliva se debe iniciar dieta líquida para pasar posteriormente a dieta sólida cuando el paciente lo permita.

Manejo de complicaciones:

Estenosis esofágicas: el manejo endoscópico de las estenosis se realiza mediante la dilatación con balón. Se debe iniciar a partir de la tercera o sexta semana de la ingesta de cáusticos, debe ser progresiva y se reportan tasas de éxito de en torno al 50%. No existen recomendaciones específicas sobre el tratamiento preventivo de las estenosis, los corticoides no están indicados y existen dudas sobre la efectividad de los IBPs. Las estenosis a nivel faríngeo y gástrico precisan de un manejo específico.

Cáncer de esófago: los sumarios de evidencia sugieren iniciar screening cada dos o 3 años a partir de los 10 o 20 años de la ingesta.

Pronóstico:

Los pacientes con lesiones grado 1 – 2A presentan muy buen pronóstico, sin relacionarse con complicaciones posteriores.

Mas de un 70% de los pacientes con lesiones 2B – 3A desarrollaran algún tipo de estenosis.

Los pacientes con lesiones del grado 3B presentarán una mortalidad temprana en el 65% de los casos, requiriendo muchos de ellos intervención quirúrgica en el momento agudo (8)(9).

METODOLOGÍA

El objetivo de nuestro trabajo de fin de máster es hacer una revisión narrativa con el fin de describir la patogenia de las lesiones que aparecen tras una ingesta de cáusticos.

Para ello iniciamos la búsqueda de artículos en Pubmed publicados hasta el año 2022.

En primer lugar, realicemos una búsqueda con los siguientes términos MESH

Caustics (AND)

Esophageal diseases/chemicalli induced (OR)

Esophageal disease/diagnosis (OR)

Esophageal diseases/Pathology (OR)

Esophageal neoplasm/Chemically induced.

Tras esta búsqueda se obtienen un total de 1268 artículos en Pubmed. Continuamos acotando la búsqueda con un filtro de fecha de publicación, seleccionando los artículos publicados entre 2010 y 2022. Se halla un total de 298 artículos.

Añadimos el filtro del idioma y seleccionamos los artículos publicados en español e inglés, reduciendo el número de artículos encontrados a 286.

Se revisan activamente los abstracts de estos artículos siendo la mayoría inadecuados para responder a los objetivos de este estudio, debido a ello si decide realizar la búsqueda en la web Clinical Key.

Realizamos la búsqueda con el término "treatment of caustic esophageal strictures", revisamos los artículos encontrados (16) eligiendo un que responde al contenido que estamos buscando. Este artículo es el siguiente “Surgical treatment of caustic esophageal strictures in adults”. Revisando la bibliografía de este artículo encontramos el resto de los artículos revisados en este trabajo.

También realizamos una búsqueda en el sumario de evidencia UptoDate con el término “caustic ingestión” encontrando 10 resultado eligiendo para este trabajo dos de ellos.

Caustic injury of the upper gastrointestinal tract: A comprenhensive review	Describe una presentación bifásica. 80% de prevalencia en adultos predominando los gestos de autolisis sobre las ingestas accidentales, realizándose con más frecuencia con compuestos básicos. La clínica depende de la zona del tracto digestivo afectada. Se defiende el uso de la endoscopia como procedimiento de elección para es estadiaje apoyada por pruebas de imagen sobre todo para descartar complicaciones. El tratamiento se basa en el tratamiento de soporte y estabilización hemodinámica, defienden el uso de IBPs y antibioterapia. Reflejan más de un 70% de estenosis esofágicas en pacientes con lesiones con lesiones de 2° y 3° grado.
Esophagitis secondary to ingestión of caustic material	Predomina la ingesta de productos básicos sobre el de ácidos. Todos los pacientes fueron tratados con dieta absoluta, ampicilina y prednisona, y se realizó esofagoscopia rígida. No se apreció relación entre quemaduras de primer grado y la aparición de complicaciones. Recomiendan el uso de esteroides y las dilataciones periódicas con balón para prevenir y tratar las estenosis.

Ingestión of caustic Substances: A 15 years experience	Distribución bifásica con un grupo de menores de 5 años y otro de más de 15 años. E menores predomina la ingesta accidental mientras que en adulto lo hacen los intentos de autolisis. Lesiones más graves en los pacientes con ingesta de ácidos. Las lesiones son más importantes y complejas en quemaduras de 2° y 3° grado.
Ingestión of caustic substances and its complications	Presentación bifásica en menores y en adultos como se describe en otros árticos, predominando los accidentes en la población infantil y los gestos de autolisis entre los adultos. El uso de un antídoto o la ingesta de agua y leche puede contribuir a empeorar las lesiones o favorecer la aparición de complicaciones. Creen que el uso de IBPs puede contribuir a mayores lesiones en el caso de ingesta de bases ya que al reducir la inscripción gástrica no se neutraliza dicho producto. Observan una tasa de cáncer 3000 con una aparición entre 15 y 40 años después de la ingesta.
Oesophageal injury	Reportan que los síntomas más frecuentes son el vómito, la disfagia y el dolor sin que ninguno sea específico de esta patología. El TAC ofrece ventajas a la hora de diagnosticar estas complicaciones y

	una mejor graduación de las lesiones esofágicas. Recomiendan un tratamiento basado en medidas de soporte, antibioterapia, IBPs.
Corrosive ingestión in adult	Nos habla de que las sustancias más peligrosas son aquellas con un pH <2 o >12. Las bases son el cáustico más común en los países del primer mundo. La presentación clínica depende del tipo de sustancia, pero siguen siendo síntomas inespecíficos como la disfagia, el dolor o el estridor. No recomiendan lavado gástrico ni el uso de antídotos y defienden la endoscopia como procedimiento del de elección para el manejo de estos pacientes.
Lesiones del tracto digestivo superior causadas por ingestión de cáusticos	Distribución bifásica más frecuente de nuevo en la población infantil y los adultos con trastornos psiquiátricos o seniles. En los casos graves se realizó tratamiento con antibióticos, pero no se utilizó esteroides en ninguno de los casos. Destacan que en el 34,2% de los de los casos no hubo lesiones y en el 32,3% solo hiperemia y edema. Y defienden la endoscopia como procedimiento principal para el diagnóstico de esta patología. Reportan un porcentaje de estenosis

	esofágicas del 6,7% de entro los pacientes con lesiones.

El objetivo de este trabajo es describir las características poblacionales y clínicas de los pacientes que consultan por ingesta de cáusticos, en este apartado nos disponemos a resumir los resultados de nuestra búsqueda bibliográfica.

En el artículo "**Caustic injury of the upper gastrointestinal tract: A comprenhensive review**", Sandro Contini nos habla de qué la prevalencia se divide en un 80% en niños y un 20% en adultos, siendo Principalmente de origen accidental en niños mientras que en adulto predominan los intentos de autolisis (por lo general más graves y con peor pronóstico). En los países occidentales predomina la ingesta de bases mientras que en los países subdesarrollados son más frecuentes las ingestas de ácidos, observándose un mayor riesgo de complicaciones potencialmente mortales con estos últimos. Los ácidos forman una escara al entrar en contacto con la mucosa lo que evita la aparición de lesiones profundas, mientras que las bases producen saponificación de las estructuras con las que entran en contacto favoreciendo la aparición de lesiones más profundas y graves. La perforación puede ocurrir durante la ingesta aguda si la lesión excede la capa muscular y la aparición de estenosis normalmente aparece entre el 5º y 15º día y puede continuar durante varios meses Aconsejándose no realizar dilatación hasta pasados por lo menos 5 o 15 días. En este artículo recomiendan un control agresivo del reflujo gastroesofágico.

La clínica que presentan estos pacientes depende de la zona afectada, si se afecta la laringe predomina el estridor, si lo hace el esófago la disfagia y el dolor y si la afectación se produce a nivel estomacal son característicos el dolor y la hemorragia. No obstante, defienden que no existe una relación clara entre síntomas y la gravedad de las lesiones.

A nivel de las pruebas complementarias encontramos una baja correlación entre los valores de laboratorio y la severidad de las lesiones, destacando parámetros como la leucocitosis o la elevación de la PCR. La radiología convencional es útil para descartar complicaciones los ultrasonidos pueden ayudar a una correcta estadificación de las lesiones sobre todo si se usan asociados a la endoscopia. Valoran la utilidad del TAC a la hora de una mejor evaluación de las lesiones y lo postulan como el futuro en la valoración inicial de esta patología.

La endoscopia se sigue considerando crucial en el diagnóstico de esta patología recomendándose su realización entre las primeras 12-48 horas. Es un procedimiento con un potencial riesgo de perforación y no está indicado si se sospecha que exista una perforación o si encontramos lesiones glóticas al iniciar la exploración.

A la hora del manejo agudo predomina la estabilización hemodinámica contraindicados procedimientos como el lavado gástrico o la inducción del vómito. Existe controversia sobre la indicación de esteroides e IBPs. Defienden el uso de antibiótico y la cirugía temprana está indicada si existe perforación, aunque solo sea visto mayor supervivencia en los pacientes con lesiones de tercer grado.

En este estudio hablan de una incidencia de estenosis del 71% en las lesiones de segundo grado y de hasta un 100% las de tercer grado, el riesgo de neoplasia esofágica está aumentando entre 1000 y 3000 veces y puede aparecer hasta 3 décadas después de la ingestión de cáusticos por lo que se recomienda vigilancia endoscópica. La alteración de la motilidad este mismo problema importante que aparece sobre todo en pacientes con quemaduras de tercer grado en tercio inferior del esófago.

La prevención de estenosis se basa en la dilatación periódica con balón endoscópico y en la cirugía reconstructiva si no hay mejoría.

P.N. Symbas nos presenta en su artículo "**Esophagitis secondary to ingestión of caustic material**" un estudio retrospectivo con 176 pacientes que consultaron en ámbito hospitalario tras ingesta de sustancias cáusticas. 159 pacientes tuvieron contacto con bases mientras que solo 12 pacientes consumieron ácidos. la mayoría de los casos se tratan de población infantil con un consumo accidental. 92 pacientes tuvieron quemaduras en la boca, 57 en la faringe, 12 en las amígdalas, cuatro la úvula y 1 paciente en las cuerdas vocales.

Todos los pacientes fueron tratados con dieta absoluta, ampicilina y prednisona, y se realizó esofagoscopia rígida a 168 de estos pacientes. en 94 textos pacientes no se hallaron lesiones en el esófago, se hallaron quemaduras de primer grado en 41 pacientes, de segundo grado en 9 pacientes y otros 9 pacientes con quemaduras de tercer grado. La severidad de las lesiones bucales no se relacionó con la gravedad de las lesiones esofágicas. Tampoco se vio relación entre las quemaduras de primer grado y la aparición de estenosis esofágica.

El tratamiento de las estenosis se realizó contracciones periódicas sin ninguna complicación. Solo se reporta una muerte de los 176 pacientes. Defienden el uso de la endoscopia lo más precoz posible y la radiografía simple para descartar complicaciones. Para la prevención de estenosis recomiendan el uso de esteroides y las dilataciones periódicas con balón, así como la esofagectomía con reemplazo colónico si no existe una buena evolución.

El artículo de Carlos Arévalo-Silva "**Ingestión of caustic Substances: A 15 years experience**" se trata de un estudio retrospectivo hecho entre los años 1988 y 2003. se estudiaron un total de 50 casos observándose una distribución bifásica, por un lado, niños menores de 5 años y por otro, adultos de más de 18 años, en el grupo de menor edad predominó la ingestión accidental mientras que en los adultos predominan los gestos autolíticos (mayor gravedad). el abordaje inicial se realizó mediante fibroscopio observándose lesiones en el esófago en el 70%, en la cavidad oral del 42% y en la laringe en el 38%. Se reportaron lesiones más graves en los pacientes con ingesta de ácidos. Las lesiones esofágicas más frecuentes fueron las de primer grado. Destaca la presencia de lesiones laríngeas en un 38% de los pacientes y se reporta la aparición de estenosis esofágicas severas en un 10% siendo mucho más frecuente en quemaduras de segundo y tercer grado. este estudio no demostró diferencias entre ácidos y bases en el porcentaje de estenosis esofágicas.

Rui Celso en su artículo "**Ingestión of caustic substances and its complications**" nos habla de datos similares a los artículos previos, destaca una mayor prevalencia en niños secundaria a accidentes, así como lesiones más profundas con la ingesta de bases. las lesiones están directamente relacionadas con la contención del producto y con el tiempo de exposición al mismo.

Se estudiaron un total de 215 pacientes y reportan perforación esofágica en el 4,6% de los pacientes con estenosis, así común una tasa de muerte del 1,6%. se observó progresión a cáncer de esófago en el 1,8% (4 pacientes). En este estudio solo se hallaron heridas en duodeno y estómago con bases de gran potencia y se piensa que el uso de un antídoto o la ingesta de agua y leche puede contribuir a la aparición de estas lesiones, también creen que el uso de IBPs puede contribuir a mayores lesiones en el caso de ingesta de bases ya que al reducir la inscripción gástrica no se neutraliza dicho producto. Observan una tasa de cáncer 3000 con una aparición entre 15 y 40 años después de la ingesta.

En el artículo "**Oesophageal injury**" reporta que los síntomas más frecuentes son el vómito, la disfagia y el dolor sin que ninguno sea específico de esta patología. Es importante un adecuado diagnóstico diferencial. A nivel analítico destaca aumento de marcadores inflamatorios, defienden la red lógica convencional para descartar complicaciones como la perforación y el uso de contraste en caso de duda. El TAC ofrece ventajas a la hora de diagnosticar estas complicaciones y una mejor graduación de las lesiones esofágicas.

Defienden un manejo inicial agresivo como medidas de soporte tratamiento del shock, iniciándose antibioterapia (cefalosporinas y metronidazol) y nutrición parenteral. Recomiendan un tratamiento médico con antibioterapia, IBPs, nutrición parenteral y observación continua. el tratamiento quirúrgico se reserva para los casos de perforación, hemorragia masiva o inestabilidad hemodinámica. En casos graves está indicado el control invasivo de la presión arterial, así como el mantenimiento de una vía central.

En el artículo de Kovil Ramasamy "**Corrosive ingestión in adult**" Nos habla de que las sustancias más peligrosas son aquellas con un pH <2 o >12. Las bases son el cáustico más común en los países del primer mundo. La presentación clínica depende del tipo de sustancia, pero siguen siendo síntomas inespecíficos como la disfagia, el dolor o el estridor. Los síntomas no tienen una relación directa con la gravedad de las lesiones. Destacan el dato de que el 30% de los pacientes con lesiones y esofágicas no presentaron lesiones en la cavidad oral. No recomiendan lavado gástrico ni el uso de antídotos.

Defienden la endoscopia como procedimiento del de elección para el diagnóstico en ausencia de perforación. La presencia de quemaduras de tercer grado en hipofaringe también contraindica la endoscopia. Recomiendan el uso de esteroides y antibióticos.

En el artículo de E. García Díaz "**Lesiones del tracto digestivo superior causadas por ingestión de cáusticos**" se trata de un estudio observacional retrospectivo. Refieren que la ingesta de cáusticos es más frecuente de nuevo en la población infantil y los adultos con trastornos psiquiátricos o seniles. la lejía fue el cáustico más utilizado con un uso voluntario en el 39,2% de las ocasiones, predominando las lesiones leves. En este estudio no hubo fallecimientos ni estenosis entre los pacientes con lesiones de primer grado, pero hubo una mortalidad del 3% en pacientes con quemaduras de segundo grado y del 35% en pacientes con quemaduras de tercer grado.

En los casos graves se realizó tratamiento con antibióticos, pero no se utilizó esteroides en ninguno de los casos. Graves se dieron ingestas voluntarias y en aquellas con cáusticos de alto poder. se encontró una relación significativa entre la ingesta de cáusticos y los trastornos psiquiátricos. en total hubo una mortalidad del 5% (35,4% si se tiene en cuenta solo los pacientes con quemaduras de tercer grado).

Destacan que en el 34,2% de los de los casos no hubo lesiones y en el 32,3% solo hiperemia y edema.

Defienden la endoscopia como exploración más útil, aunque defienden que se podría evitar en niños, asintomáticos o si existe la certeza de ingesta mínima de cáustico. Aparecieron estenosis esofágicas en el 6,7% de todos los pacientes con lesiones

DISCUSIÓN

En cuanto el manejo agudo hay consenso en que lo prioritario es la estabilización de hemodinámica del paciente, así como el adecuado manejo de la vía aérea, tomando las medidas necesarias para su preservación. Algunos autores recomiendan control invasivo de la tensión arterial, así como un acceso venoso central en estos pacientes. (7) Existe consenso en que el lavado gástrico y la inducción del vómito están contraindicados al provocar una mayor lesión a nivel del esófago por el reflujo del cáustico. La utilización de leche o agua para diluir el cáustico no está probada y la neutralización del pH no está recomendada por miedo a la producción de reacciones exotérmicas, con el consecuente incremento del daño. (1)

La utilización de una sonda nasogástrica puede estar indicada para prevenir el vómito, aunque se ha visto que su uso puede estar relacionado con la aparición de mayores grados de estenosis a nivel del esófago. El uso de inhibidores de la bomba de protones no está probado.

Existe controversia sobre utilización de corticoides, algunos autores defienden su uso sistemático en estos pacientes mientras que otros lo ponen en duda y se limitan solo a la utilización en caso de afectación de la vía aérea. Si hay un consenso más o menos establecido sobre la recomendación de antibióticos de amplio espectro si existe indicación de ellos.

La alimentación oral deberá introducirse tan pronto como el paciente es capaz de tragar saliva, ya que es fundamental un adecuado estado nutricional para la correcta cicatrización y evolución de las lesiones.

La cirugía en la fase aguda tiene cabida cuando hay evidencias de perforación o sangrado no controlado. No existen unos criterios endoscópicos ni de laboratorio claros para indicar una cirugía de urgencia, además la cirugía solo ha demostrado mejorar mortalidad y morbilidad cuando aparecen lesiones de tercer grado. Se recomienda un abordaje abierto, no se recomienda una recepción limitada con vistas a una segunda cirugía.

Las secuelas tardías más importantes son la estenosis esofágica, el riesgo de cáncer y los problemas de la motilidad.

Las estenosis aparecen entre la tercera semana y el primer año tras la ingesta y su prevalencia varía según las series y el tipo de lesión inicial, en algunos estudios se ha se ha visto prevalencia del 70% en quemaduras de segundo grado y de hasta el 100% en las de tercer grado. Quemaduras de primer grado no se relacionan con estenosis. (1) Existe controversia en la indicación de corticoides como tratamiento preventivo estos esofágica habiendo autores que la defienden(6) (2) mientras que otros no(1) (7). Se postula que las semanas o gástrica puede contribuir al desarrollo de estenosis Por lo que su indicación se debe individualizar en cada caso. El tratamiento de las estenosis ya establecidas se basa en la dilatación con balón, no existe un consenso claro sobre el momento de inicio de este tratamiento, pero se recomienda esperar entre 7 y 21 días después de la ingesta de cáusticos por el riesgo de perforación. El intervalo entre sesiones se establece entre 1 y 3 semanas. Se han valorado otros tratamientos como la utilización de mitomicina C o la aplicación de stents intraluminales, aunque todavía no existe suficiente evidencia al respecto. En caso de no haber mejoría con la dilatación endoscópica y persistir una estenosis sintomática se plantea la cirugía como solución final, Realizando una esofagectomía y realizando una interposición de colon derecho.

Existe consenso en el aumento del riesgo de desarrollar una neoplasia maligna en este tipo de pacientes, según la bibliografía el riesgo está aumentado entre 1000 y 3000 veces encontrándose según las series prevalencias de cáncer que van desde un 1% al 5%. algunos estudios llegan a recomendar la esofagectomía en pacientes jóvenes de forma profiláctica (5), aunque no hemos hallado consenso al respecto. El tumor puede aparecer hasta 30 o 40 años después de la ingesta, por lo que se recomienda seguimiento endoscópico en estos pacientes.(1)

El tránsito oro cecal está prolongado sobre todo en aquellos pacientes con afectación del tercio inferior del esófago, se cree que por afectación del plexo parasimpático a dicho nivel.

CONCLUSIONES

La ingesta es de sustancias cáusticas, tanto de manera accidental como con intención autolítica, sigue siendo un motivo de consulta relativamente frecuente en los servicios de urgencias de este país. Al no existir una correlación directa entre la clínica del paciente y la gravedad de las lesiones que vamos a encontrar es fundamental un adecuado manejo y diagnóstico de las posibles complicaciones, sobre todo en los pacientes con gestos autolíticos en los que es más probable con encontrar lesiones más graves y profundas.

Existe consenso como para recomendar antibioterapia y dieta absoluta en estos pacientes de manera inicial, existiendo a día de hoy controversia sobre la indicación de corticoides sistémicos para evitar posibles estenosis.

Hoy en día la endoscopia sigue siendo el Gold Standard a la hora de diagnóstico y estadiaje de las lesiones, aunque la tomografía por su rapidez, accesibilidad y menor riesgo de complicación se postula como el futuro del diagnóstico de esta patología.

Las lesiones de primer grado raramente se asocian a complicaciones y a la aparición de estenosis, pudiendo mantener dieta oral y no siendo necesario en muchas ocasiones el ingreso hospitalario. Las complicaciones son mucho más frecuentes en quemaduras de segundo y tercer grado, precisando ingreso bajo vigilancia estrecha.

El riesgo de desarrollar una neoplasia maligna está muy aumentado tras la ingesta de cáusticos por lo que es necesario un control evolutivo durante varias décadas.

BIBLIOGRAFÍA

1. Contini S. Caustic injury of the upper gastrointestinal tract: A comprehensive review. WJG. 2013;19(25):3918.

2. Ar??valo-Silva C, Eliashar R, Wohlgelernter J, Elidan J, Gross M. Ingestion of Caustic Substances: A 15-Year Experience: The Laryngoscope. agosto de 2006;116(8):1422-6.

3. Ramasamy K, Gumaste VV. Corrosive Ingestion in Adults: Journal of Clinical Gastroenterology. agosto de 2003;37(2):119-24.

4. García Díaz E, Castro Fernández M, Romero Gómez M, Castilla Higuero L. Lesiones del tracto digestivo superior causadas por la ingestión de cáusticos. Gastroenterología y Hepatología. enero de 2001;24(4):191-5.

5. Mamede RCM, Mello Filho FV de. Ingestion of caustic substances and its complications. Sao Paulo Med J. 4 de enero de 2001;119(1):10-5.

6. Symbas PN, Vlasis SE, Hatcher CR. Esophagitis Secondary to Ingestion of Caustic Material. The Annals of Thoracic Surgery. julio de 1983;36(1):73-7.

7. King W, Dickinson M. Oesophageal injury. BJA Education. octubre de 2015;15(5):265-70.

8. Caustic esophageal injury in adults - UpToDate [Internet]. [citado 11 de junio de 2022]. Disponible en: https://www.uptodate.com/contents/caustic-esophageal-injury-in-adults?search=caustic%20ingestion&source=search_result&selectedTitle=1~30&usage_type=default&display_rank=1

9. Caustic esophageal injury in children - UpToDate [Internet]. [citado 11 de junio de 2022]. Disponible en: https://www.uptodate.com/contents/caustic-esophageal-injury-in-children?search=caustic%20ingestion&source=search_result&selectedTitle=2~30&usage_type=default&display_rank=2

FSC
www.fsc.org
MIX
Papier | Fördert
gute Waldnutzung
FSC® C083411

Kolibri 360 GmbH
Ferdinand-Jühlke-Straße 7
99095 Erfurt, Deutschland
produktsicherheit@kolibri360.de

Druck:
CPI Druckdienstleistungen GmbH
im Auftrag der
Kolibri 360 GmbH
Ferdinand-Jühlke-Str. 7
99095 Erfurt